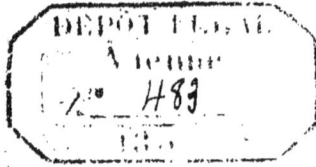

EXTRACTION D'UN CLOU

DE LA 3ᵉ RAMIFICATION BRONCHIQUE

PAR LA

TRACHÉOBRONCHOSCOPIE

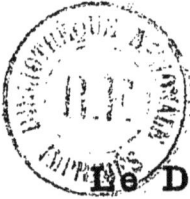

PAR

Le Dᵣ Jean GUISEZ

Ancien interne des Hôpitaux de Paris
Assistant-adjoint d'otolaryngologie à l'hôpital Saint-Antoine

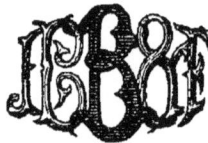

PARIS

LIBRAIRIE J.-B. BAILLIÈRE ET FILS

rue Hautefeuille, près du boulevard Saint-Germain

1904

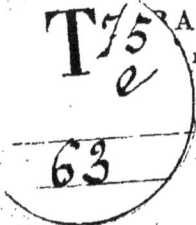

EXTRACTION D'UN CLOU

DE LA 3ᵉ RAMIFICATION BRONCHIQUE

PAR LA

TRACHÉOBRONCHOSCOPIE

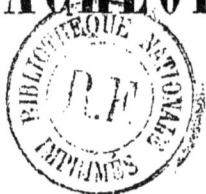

PAR

Le Dᵣ Jean GUISEZ

Ancien interne des Hôpitaux de Paris
Assistant-adjoint d'otolaryngologie à l'hôpital Saint-Antoine

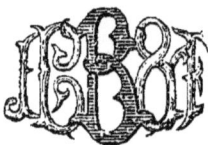

PARIS

LIBRAIRIE J.-B. BAILLIÈRE ᴇᴛ FILS

19, rue Hautefeuille, près du boulevard Saint-Germain

1904

EXTRACTION D'UN CLOU

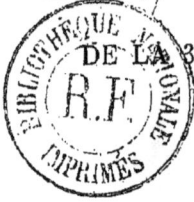

DE LA 3e RAMIFICATION BRONCHIQUE

———

Le 13 décembre 1903, il nous a été donné de réussir à extraire un *clou de la troisième ramification bronchique* par une méthode toute nouvelle, la *trachéobronchoscopie*, qui permet la vision directe dans les bronches.

C'est la première fois qu'en France cette méthode est appliquée et employée avec succès, c'est la première fois aussi que l'on est parvenu à enlever un corps étranger siégeant aussi bas dans les bronches.

On sait, d'autre part, la pauvreté désespérante de tous les traitements préconisés jusqu'à ce jour dans les cas de corps étrangers des voies aériennes qui, par leur présence, exposent le malade aux plus graves complications.

Aussi nous a-t-il paru intéressant de rapporter brièvement cette observation que notre maître le Dr Lermoyez a lue à la Société médicale (1) et d'exposer en quelques mots la technique d'une méthode que nous avons présentée à la Société de chirurgie et qui est destinée à renouveler la pathologie bronchique tout entière (2).

OBSERVATION. — Le 18 octobre, un tapissier de 25 ans

(1) *Société médicale des hôpitaux*, séance du 16 décembre 1903.
(2) *Société de chirurgie*, séance du 6 janvier 1904.

travaillait, la bouche pleine de clous, ainsi qu'il est d'usage
parmi les ouvriers de cette corporation. Une plaisanterie
d'un camarade le fit rire, pas pour longtemps, car il sentit
qu'il avalait un de ses clous, survint immédiatement une
quinte de toux violente avec cyanose et suffocation qui
dura une demi-heure. Le calme étant un peu revenu, notre
tapissier se fit conduire à l'hôpital Laennec et demanda
l'interne de garde. Celui-ci, pensant que peut-être le clou
avait pu passer tout simplement dans les voies digestives,
fit ingurgiter au malade des bouillies épaisses. Le lende-
main notre maître, le Dr Reclus, soupçonnant plutôt un
corps étranger des voies aériennes pratiqua, sous chloro-
forme, les manœuvres classiques en pareil cas : secousses
du corps, chocs sur le thorax en position renversée. C'est
en vain. M. Faure est ensuite consulté, et propose une
bronchotomie, c'est-à-dire l'exploration directe de la bronche après ouverture du médiastin antérieur ou postérieur.
Mais le malade, qui depuis le soir de l'accident ne ressent
qu'une très légère dyspnée et tousse à peine, se refuse à
laisser ouvrir son thorax.

Il va alors à Saint-Antoine consulter le Dr Béclère, le
22 octobre; celui-ci fait un examen radioscopique dont
voici le résultat :

« L'examen radioscopique montre nettement l'ombre du
corps étranger tranchant sur la clarté du champ pulmonaire droit. La forme de cette ombre indique qu'il s'agit
d'un clou dont la tête est tournée en bas. Ce clou monte
et descend dans les mouvements respiratoires : mais dans
les efforts de toux, on ne le voit pas s'élever dans la trachée. Il est situé à quelques centimètres à droite de la
colonne vertébrale, au niveau du 7e espace intercostal, près
de la 8e côte.

En résumé, cet examen radioscopique, fait le 3 novembre, permet d'affirmer à la fois : 1° la présence d'un clou
dans l'une des branches de division de la grosse bronche
droite ; 2° son enclavement et sa fixité dans le canal de la
bronche.

Figure 1. — Radiographie montrant le clou, thorax en apnée.

La radiographie reproduite ci-contre (figure 1) nous montre ce clou un peu à droite de la colonne vertébrale, placé la tête en bas. C'est un clou à tête plate, d'environ un centimètre et 1/2 de long et que les ouvriers appellent communément « grande semence » (fig. 2).

Grâce à la *radiographie*, la présence du corps étranger était certaine. On aurait pu en douter en effet étant donné le peu de réaction pulmonaire et l'absence de tout renseignement fourni par l'auscultation et la laryngoscopie. On sait aussi que les corps étrangers des bronches et de tout autre organe sont souvent imaginaires. Grâce à la *radioscopie*, méthode plus exacte que la radiographie, le siège du corps étranger avait pu être déterminé d'une façon très précise.

Le malade était évidemment dans une situation des plus critiques. On sait en effet qu'il y a très peu d'exemples de tolérance de corps étrangers dans les voies aériennes.

On pouvait attendre qu'une vomique l'éliminât. C'était compter sur une terminaison rare d'ailleurs et ne mettant point du tout le malade à l'abri des complications. Renouveler les manœuvres déjà employées, c'était perdre son temps. Pratiquer une bronchotomie, c'était vouer à une mort certaine et presque immédiate un homme capable de travailler.

Le Dr Béclère voulut bien nous confier le malade et nous permit d'employer une méthode que tout récemment nous venions de mettre en œuvre à l'hôpital Saint-Antoine, grâce aux encouragements de notre maître le Dr Lermoyez. La bronchoscopie directe, récemment préconisée en Allemagne par le Dr Killian, allait trouver en France sa première application pour la recherche et l'extraction de ce corps étranger.

Le 3 novembre, muni d'un éclairage frontal puissant à l'aide de la lampe de Kirstein, le pharynx, la base de la langue et le larynx du malade étant cocaïnés à fond, nous introduisons un tube de 25 c. de longueur et de 8 mm. de diamètre, directement par la voie bucco-laryngée. Pour cette opération, le malade est placé dans la position horizontale, la tête fortement penchée en arrière, dépassant le plan du lit et soutenue immobile par un aide.

Les séances successives sont d'une durée d'environ dix minutes, espacées de deux jours.

Dès la quatrième séance, le malade est assez entraîné pour qu'on puisse dépasser l'éperon bronchique et introduire un tube de 40 cm. de longueur et de 8 mm. de diamètre dans la bronche droite. A la 6ᵉ séance, ce tube pénètre à une profondeur de plus de 35 cm. et arrive, sans éveiller le moindre réflexe, grâce à une cocaïnisation parfaite du conduit bronchique à l'aide de longs porte-coton imbibés d'une solution à 1/20, jusqu'à la naissance de la première bronche droite. A ce moment, divisant la lumière du tube, tranchant nettement sur la rougeur de la muqueuse bronchique, nous apercevons le clou. Malheureusement l'électro-aimant construit par M. Gaiffe pour la circonstance est un peu trop court et au moment où nous songeons à employer des pinces, le malade, mal disposé ce jour-là, est pris brusquement d'une quinte de toux qui nous oblige à interrompre l'examen.

Le clou a dû se déplacer sous une influence quelconque, car on ne peut plus l'apercevoir dans les séances ultérieures de bronchoscopie; une nouvelle radioscopie faite par M. Béclère nous le montre au niveau du 8ᵉ espace, la tête en bas, près de la 9ᵉ côte : le clou a donc filé dans une ramification bronchique éloignée.

En raison de ce fait et craignant des accidents de jour en jour plus menaçants, nous proposons au malade la trachéotomie.

Sous simple cocaïnisation nous faisons, le 8 novembre, la *trachéotomie temporaire* qui permet l'usage de tubes plus courts introduits directement dans la trachée. Par cette *bronchoscopie inférieure,* l'éclairage est plus facile à l'extrémité des tubes et les instruments sont plus maniables dans la recherche des corps étrangers de divisions bronchiques.

Le 13 novembre, dès que l'état de la plaie trachéale le permet, nous pratiquons une première séance de bronchoscopie inférieure, le malade étant placé en position horizontale, la tête fortement renversée en arrière et regardant à gauche, c'est-à-dire du côté opposé à la bronche à explorer.

Nous commençons par anesthésier la trachée avec de la solution de cocaïne à 1/20.

Rapidement nous introduisons un tube de 9 millimètres de diamètre et de 35 cm. de longueur. Nous ne tardons pas à apercevoir la bifurcation, l'éperon bronchique, pénétrons dans la bronche droite, voyons l'intérieur de la première ramification bronchique, puis explorons la deuxième, et passons à la troisième. Là, à 1 centimètre environ de l'orifice de cette dernière, nous voyons le clou par son côté externe, distinguons nettement sa tête, introduisons l'électro-aimant et du premier coup retirons le clou adhérent à l'aimant.

L'ensemble de cette intervention n'a pas duré cinq minutes et le malade a regagné lui-même son lit.

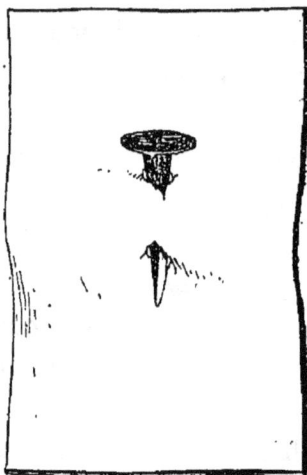

Figure 2. — Clou extrait de la 3ᵉ ramification bronchique.

Les nuits suivantes ont été excellentes. La température
n'a jamais dépassé 37°. L'auscultation n'a rien révélé d'a-
normal.

La plaie trachéale, immédiatement décanulée, s'est fer-
mée en six jours, et l'état général et moral du malade
qui, depuis quelque temps, commençait à baisser, s'est
remonté rapidement. Le *malade* est sorti de l'hôpital
complètement délivré dix jours après.

Grâce à la bronchoscopie, il nous a été permis de voir
directement ce corps étranger, de le localiser bien exactement et de le cueillir très aisément.

On conçoit tout le progrès accompli dans l'exploration
des bronches par cette technique qui est destinée à rendre
les plus grands services dans la pathologie bronchique et
thoracique tout entière.

Les *méthodes endoscopiques* ont pris en effet, depuis quelques années, une importance et un essor considérables.

Depuis Ségalas, qui en première date, en 1826, a trouvé le spéculum uréthrocystique et Désormeaux qui, en 1853, inventa l'uréthroscope, l'usage de ces méthodes s'est très perfectionné et actuellement la cystoscopie et l'uréthroscopie sont devenues d'une pratique courante.

Dans notre spécialité, l'exploration ne descendait guère plus bas que le larynx ou les premiers anneaux de la trachée. Von Acker, Rosenheim tentèrent bien l'examen de la partie supérieure de la trachée à l'aide de tubes droits. Mais c'est Killian qui le premier a indiqué tout récemment (1) que l'on pouvait, à l'aide de tubes introduits dans les voies aériennes supérieures, aller explorer la trachée et les bronches ; il a créé véritablement la *trachéobronchoscopie directe.*

C'est la technique particulière de cette méthode d'une exécution délicate, mais à coup sûr inoffensive, si on la compare aux opérations graves proposées jusqu'à ce jour pour l'extraction de corps étrangers des bronches, que nous nous proposons de rappeler brièvement ici.

Instrumentation. — L'instrumentation en est très simple : elle se compose de tubes droits nickelés cylindriques, à surface interne très brillante, de longueur variant de 25 à 40 centimètres et de calibre de 6 à 15 mm. Ces tubes sont mobiles sur un manche latéral facile à manier. Ils sont huilés extérieurement vers leur extrémité inférieure et chauffés légèrement avant leur introduction. L'opérateur s'éclaire et avec de l'exercice voit très bien à l'extrémité de ces tubes à l'aide d'une lampe frontale puissante.

(1) Killian, *Deutsch Zeit. f. Chir.*, 1902.

Les instruments extracteurs se composent de pinces et de crochets de forme et d'action appropriées à la nature et au siège des corps étrangers à extraire.

Dans notre cas particulier, relaté plus haut, de corps étranger métallique (clou), nous avons jugé commode de nous servir d'un électro-aimant (fig. 3), simple tige en fer doux autour de laquelle s'entoure un fil traversé par un courant électrique. Dès que nous avons aperçu le clou dans la ramification bronchique, il nous a été très facile de le mettre à son contact pour le ramener par la lumière du tube.

Technique. — L'introduction des tubes se fait par deux voies différentes : en passant par la bouche et le larynx, ou par la trachée après trachéotomie préalable. De là les deux variantes d'une même méthode : la *trachéobronchoscopie supérieure* et la *trachéobronchoscopie inférieure*.

Dans les deux cas, le malade est placé dans la position horizontale, la tête fortement renversée en arrière et la face tournée du côté opposé à la bronche à explorer. La langue est attirée solidement au dehors, soit par le malade lui-même à l'aide d'une compresse, soit par un aide avec la spatule de Kirstein.

Quelquefois, lorsqu'il s'agit d'exploration simplement trachéale, on peut opérer dans la position assise.

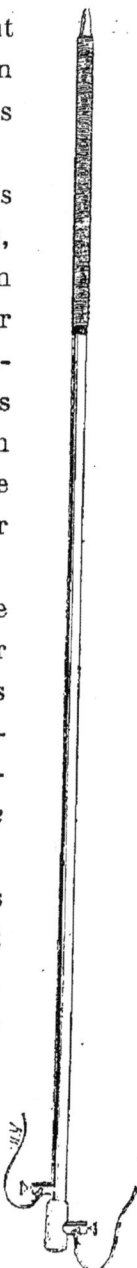

Fig. 3. — Electro-aimant.

La bronchoscopie inférieure permet de se servir de tubes plus courts et de mieux voir à leur extrémité. Elle convient particulièrement aux recherches dans les ramifications bronchiques lorsqu'après plusieurs tentatives il n'a point été possible de voir ou d'extraire le corps étranger par la bronchoscopie supérieure, ou bien que l'état général ou local du malade réclame une rapide solution.

L'éclairage suffisant est en effet une des réelles difficultés de la méthode et il convient de s'exercer longuement sur le *fantôme trachéobronchique* construit à cet effet, avant d'appliquer la méthode sur le vivant.

Qu'elle soit supérieure ou inférieure, la bronchoscopie se pratique sous simple cocaïnisation.

Dans la bronchoscopie supérieure, on prendra bien soin de cocaïner très minutieusement le voile du palais, le pharynx, les cordes vocales et l'entrée de la trachée à l'aide de la solution à 1/20.

Dans l'inférieure, la cocaïnisation de la trachée et des bronches se fait facilement par la plaie trachéale.

La chloroformisation est seulement indispensable chez l'enfant et les sujets particulièrement nerveux.

Avec un peu d'exercice, la technique est tout à fait aisée.

Les bronches sont assez mobiles, elles se laissent redresser et, dès que l'éperon est franchi, les ramifications bronchiques viennent offrir leur ouverture à l'extrémité du tube au fur et à mesure qu'on l'introduit plus bas.

Indications et contre-indications. — A condition de toujours manier les tubes et les instruments *préhenseurs sous le contrôle exact de la vue*, aucun accident n'est à craindre et aucun des malades que nous avons soumis à cette exploration ne s'est trouvé incommodé.

Nous sommes donc là en possession d'une méthode utile à la fois au diagnostic de corps étrangers et surtout à leur traitement rationnel.

Jusqu'en ces dernières années, le *diagnostic* des corps étrangers bronchiques était très aléatoire. Les signes, basés sur l'auscultation (grelottement, diminution du murmure vésiculaire), étaient plus théoriques que pratiques.

La radioscopie nous est maintenant d'un grand secours ; elle permet de localiser la plupart des corps étrangers, de vérifier immédiatement les assertions quelquefois erronées du malade. Mais elle ne convient qu'aux corps de densité suffisante.

Bien plus sûre est la bronchoscopie, qui nous permet de les voir directement.

Quant au *traitement* des corps étrangers des bronches, il était véritablement bien pauvre.

Les manœuvres telles que ballottement, tête en bas, sous chloroformisation, n'aboutissaient qu'exceptionnellement à des résultats. Les vomitifs, la toux provoquée n'étaient guère à conseiller.

L'introduction de pinces, d'électro-aimants par une plaie trachéale temporaire, donnait bien quelques succès, mais cette méthode aveugle, outre qu'elle exposait à des complications graves par les lésions inconscientes qu'elle pouvait déterminer, ne procurait que bien rarement au chirurgien la satisfaction de ramener le corps du délit.

La bronchotomie transmédiastinale est sans doute très élégante, mais jusqu'ici elle a donné une mortalité de *cent pour cent*.

Aujourd'hui, grâce à la trachéobronchoscopie, il nous est

donné de voir directement les corps étrangers, de nous rendre compte exactement des lésions qu'ils ont déterminées sur les parois des bronches et par conséquent de les désen-claver et de les extraire rapidement et aussi sûrement que possible.

Sans doute, nous avons été obligé, chez notre malade, de faire la trachéotomie, mais n'oublions pas que le corps étranger siégeait aussi bas que possible dans une ramifi-cation bronchique et, en lisant les observations de Killian, nous n'avons point constaté que le chirurgien allemand en ait extrait d'aussi bas.

Dans ce cas, il semble que nous ayons rencontré le maximum de difficulté (petitesse du clou, son enclavement, sa situation dans la troisième ramification bronchique. Nous sommes bien persuadé que, dans la plupart des cas, la trachéotomie est tout à fait inutile et cela nous pouvons le présumer d'après ceux qu'il nous a été donné d'exa-miner jusqu'à présent.

Et même si la trachéotomie est nécessaire, qu'est-ce que cette petite opération, ne créant qu'une plaie tout à fait temporaire, comparée aux grandes interventions thoraci-ques qui, jusqu'à présent, n'ont donné aucun succès à ceux qui ont osé les entreprendre.

Nous sommes donc en présence d'une méthode qui doit ouvrir des horizons nouveaux à la pathologie thoracique tout entière. Elle peut servir à la recherche à coup sûr non seulement des corps étrangers des voies aériennes, mais aussi de ceux de la partie supérieure du tube digestif.

L'œsophagoscopie, grâce à l'introduction des tubes dans la bouche et le larynx, se fait très aisément et par là les indications de l'œsophagotomie et de la gastrotomie pour l'extraction des corps étrangers se trouvent singulièrement restreintes.

Les compressions trachéales et bronchiques par des tumeurs médiastinales, les altérations des parois de l'œsophage et des voies aériennes peuvent être inspectées et diagnostiquées directement et donner de précieux renseignements au chirurgien pour son intervention et au clinicien pour sa thérapeutique.

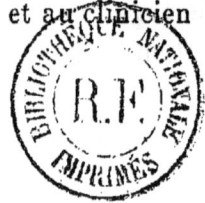